DES
INDICATIONS GÉNÉRALES

DE

L'EAU DU ROCHER

A CAUTERETS (HAUTES-PYRÉNÉES)

PAR

LE DOCTEUR C. MOINET

MÉDECIN CONSULTANT AUX EAUX DE CAUTERETS,

ANCIEN MÉDECIN-MAJOR DE LA MARINE,

MEMBRE TITULAIRE DE LA SOCIÉTÉ D'ANTHROPOLOGIE DE PARIS, ETC.

CHEVALIER DE LA LÉGION D'HONNEUR, ETC.

Prix : 1 franc.

PARIS

G. MASSON, ÉDITEUR

LIBRAIRE DE L'ACADÉMIE DE MÉDECINE

BOULEVARD SAINT-GERMAIN

1883

DES INDICATIONS GÉNÉRALES

DE

L'EAU DU ROCHER

DES
INDICATIONS GÉNÉRALES

DE

L'EAU DU ROCHER

A CAUTERETS (HAUTES-PYRÉNÉES)

PAR

LE DOCTEUR C. MOINET

MÉDECIN CONSULTANT AUX EAUX DE CAUTERETS,
ANCIEN MÉDECIN-MAJOR DE LA MARINE,
MEMBRE TITULAIRE DE LA SOCIÉTÉ D'ANTHROPOLOGIE DE PARIS, ETC.
CHEVALIER DE LA LÉGION D'HONNEUR, ETC.

———

Prix : 1 franc.

———

PARIS

G. MASSON, ÉDITEUR

LIBRAIRE DE L'ACADÉMIE DE MÉDECINE
BOULEVARD SAINT-GERMAIN

—

1883

OUVRAGES DU MÊME AUTEUR

Du traumatisme chez l'Européen, dans les pays chauds. Montpellier, 1866, chez Boëhm et fils. (Epuisé.)

Des indications particulières de l'eau de Mauhourat. Paris, 1874, chez G. Masson.

Des indications particulières de l'eau de la Raillère. Paris, 1875, chez G. Masson.

Des caisses d'épargne scolaires. Rochefort, 1875, chez Triaud et Guy. (Epuisé.)

De la création de piscines publiques. Rochefort, 1875, chez Triaud et Guy. (Epuisé.)

De l'organisation d'observatoires météorologiques dans la Charente-Inférieure. Rochefort, 1876, chez Triaud et Guy. (Epuisé.)

De la situation des ouvriers dans nos arsenaux maritimes. Rochefort, 1876, chez Triaud et Guy. (Epuisé.)

Projet de canal reliant la Loire à la Garonne et à la Charente. Saintes, 1877, chez Loychon et Ribéraud. (Epuisé.)

Des indications particulières de l'eau de César et des Espagnols. Paris, 1877, chez G. Masson.

De l'action physiologique des eaux de Cauterets. Paris, 1878, chez G. Masson, imprimerie Siret, à la Rochelle.

De l'organisation des sociétés de tir. Royan, 1878, chez V. Billaud. (Epuisé.)

Des réformes à apporter dans la législation des eaux minérales Paris, 1878, chez Hennuyer. (Epuisé.)

Des eaux sulfureuses de Cauterets (5me édition, in-16 de 576 pages). Paris, 1879, chez G. Masson.

Les eaux minérales des Pyrénées françaises. Ouvrage couronné par la Société de médecine de Toulouse dans sa séance du 11 mai 1879.

De l'action des eaux sulfureuses et notamment de celles de Cauterets sur la phthisie pulmonaire. Paris, 1880, chez G. Masson, imprimerie Siret, à la Rochelle.

Indications générales des eaux de Cauterets. Paris, 1881, chez G. Masson, imprimerie Siret, à la Rochelle.

AVANT-PROPOS

Tous les médecins savent quelles affections
peuvent être traitées par les eaux minérales en
général, mais tous ne sont pas également fixés
sur celle que l'on peut traiter le plus avanta-
geusement dans chaque station. Cela n'a rien
d'étonnant, si l'on songe que les médecins
hydropathes eux-mêmes ne sont pas encore
parvenus à formuler d'une manière bien nette
à quelle source de leur propre station ressortit
telle ou telle maladie chronique, et, dans un
même genre de maladie, telle ou telle nuance
particulière. La médecine thermale n'est pas
arrivée à ce degré de précision, malgré le
grand nombre d'observations cliniques et les

raisonnements spéculatifs de nos devanciers du
XVIIIe siècle.

Il importe donc de donner à cette branche de
l'art une nouvelle impulsion, afin de lui fournir
cette précision qui lui manque et qu'on est en
droit de lui demander, à une époque où les
sciences physiques et naturelles, marchant de
perfectionnements en perfectionnements, peuvent lui fournir des éléments qui, jusqu'à ces
vingt dernières années, lui avaient fait presque
complètement défaut. Déjà, de nombreuses analyses chimiques, faites avec le plus grand soin,
ont ouvert aux médecins des stations thermales
des horizons nouveaux et leur ont permis de
réaliser certains progrès dans le traitement hy-
dro-minéral. En ce moment même, la plupart
d'entre eux se livrent aux recherches les plus
actives et brûlent de marquer dans cette voie
de nouvelles étapes.

Nous ne leur marchandons pas nos éloges et
nous tâchons de mettre notre activité à la hau-
teur de celle qui les pousse. Seulement, nous
les engageons à ne pas trop faire des théories
de primesaut, à ne pas conclure immédiate-
ment de la composition d'une eau que telle
maladie en est tributaire absolue, ainsi que l'ont

fait quelques-uns d'entre nous, le petit nombre heureusement ; nous souhaitons plutôt que nos confrères se tiennent dans les strictes limites de la méthode expérimentale et ne s'aventurent à dogmatiser que lorsqu'ils pourront prouver que la pratique justifie leur idée personnelle.

Le public médical français, notre grand public à nous, nous jugeant à l'œuvre, saura récompenser nos efforts et notre sincérité en continuant à nos stations thermales la faveur croissante dont elles jouissent depuis quelque temps.

Pour ce qui regarde le riche bassin de Cauterets, nous devons dire que cette faveur lui est prodiguée, surtout depuis quelques années, non-seulement parce que le corps médical y est actif, mais encore parce que la compagnie fermière des eaux n'épargne rien pour y réunir tous les avantages que l'on peut retirer de l'hydrothérapie par l'eau naturelle et par les eaux minérales.

Convaincu personnellement que les travaux des médecins de Cauterets doivent tendre à spécialiser, à préciser de plus en plus étroitement les indications de nos différentes sources, nous avons l'intention de faire sur chacune d'elles une monographie , dans laquelle nous ferons connaître les résultats que nous avons retirés , dans notre pratique , de leur emploi isolé ou combiné.

Après avoir écrit un ouvrage d'ensemble sur les eaux et les établissements de la station , nous avons consacré successivement notre attention et notre travail aux importantes sources de Mauhourat , de la Raillère , de César et des Espagnols. Cette année nous allons étudier l'eau du Rocher, dont nous avons appris à connaître les précieuses qualités dans une pratique déjà longue à Cauterets.

PREMIÈRE PARTIE

—

OBSERVATIONS GÉNÉRALES

—

I.

ÉTABLISSEMENT DES NÉOTHERMES

(Sources du Rocher, de Rieumizet et de César)

En 1830, un habitant de Cauterets, appelé Bernard Larramiau, possesseur d'une prairie située entre la route de Pierrefitte et l'établissement de César-Vieux, s'aperçut que la neige fondait dans un point de sa propriété, tandis que partout elle s'étalait ferme et sèche, même dans les jours accidentellement ensoleillés de l'hiver. Il chercha la cause de cette fonte et découvrit une filtration d'eau thermale sulfureuse. Aidé d'un de ses amis, il fit des fouilles et découvrit une source, qu'il capta dans un modeste établissement dont on voit encore les restes en aval du chemin qui mène au col de Rigéü.

En 1842, Pierre Larramiau, fils du précédent, reprit

les fouilles faites précédemment et trouva deux filets d'eau sulfureuse. Il en fit analyser l'eau par M. Latour, de Trie, et M. O. Henry. En même temps, il demanda un permis d'exploitation, qu'il ne réussit point à obtenir. Mais enfin, lorsque parut le décret du 8 septembre 1856, qui régla d'une manière précise le régime des eaux minérales, il put ouvrir une galerie à trente mètres au-dessous de la première. Avec le concours de M. Abbadie, il put capter une belle source d'eau sulfureuse, ayant 43° de température et un débit journalier de cent vingt mille litres.

La source émergeant du sol dans un endroit appelé en patois les « Arroques », autrement dit les Roches, fut appelé source du Rocher.

L'administration ayant consulté le Conseil général des mines pour savoir si cette source devait être regardée comme distincte ou comme faisant partie du régime des sources de César, le Conseil répondit qu'elle est une source nettement isolée et qu'elle ne peut en aucune sorte porter préjudice aux propriétaires des fontaines voisines. Ce fut alors seulement qu'on put achever le captage de la source du Rocher et qu'on accorda à MM. Pierre Larramiau et Abbadie l'autorisation de l'exploiter. (9 mai 1860).

Dès 1861, les malades purent boire de cette eau bienfaisante dans l'ancien établissement de Rieumizet. En dessous de cet établissement, on en construisit un autre, plus grand, plus confortable, et plus en rapport avec les principes de l'hydrologie. En 1864, les sources du Rocher et de Rieumizet y furent descendues. Enfin, pendant l'hiver de 1879-80, M. Mécerra, directeur de l'établissement de la compagnie fermière, qui avait acheté les deux fontaines en 1867, procéda à un remaniement considérable de l'établissement dont nous venons de parler et livra au public la magnifique construction qui porte aujourd'hui le nom de Néothermes et qui renferme dans ses murailles les sources du Rocher et de Rieumizet, avec une partie de la source de César.

L'établissement des Néothermes, situé au pied du Pic des Bains, au-dessous d'un pittoresque amas de roches gigantesques, est entouré de verdure et de fleurs ; de sa terrasse, on voit la vallée du camp basque, le Péguère, le Pène-Nègre et le Monné.

La Compagnie des eaux de Cauterets a acheté le parc et l'hôtel qui porte ce nom ; elle a le dessein d'organiser dans sa nouvelle propriété des châlets et des promenades, qui feront aux Néothermes un entourage des plus agréables. En outre, la façade de l'établissement sera refaite et mise en rapport avec les beaux travaux qui ont été exécutés à l'intérieur.

En un mot, rien ne sera négligé pour que les Néothermes deviennent le plus bel établissement des Pyrénées, non seulement par l'aspect extérieur mais encore et surtout par les dispositions balnéaires et hydrothérapiques.

L'eau de César y est utilisée pour la boisson, les douches, les pédiluves à eau courante, les humages, les inhalations et les douches pharyngiennes.

L'eau de Rieumizet y est bue par quelques malades et employée sous forme de bains.

Enfin l'eau du Rocher sert au traitement interne et au traitement externe.

Lorsqu'on entre dans l'établissement, on voit à gauche la buvette de César, à droite la buvette du Rocher, et une galerie qui, se dirigeant vers le fond, mène aux diverses pièces où l'eau de César est employée pour l'usage externe.

Entre les deux buvettes et l'entrée, court une belle galerie, dans laquelle existent deux pavillons destinés à la gargarisation, plus deux cabinets de grandes douches, deux bains de siège avec douches à injections, des douches ascendantes, enfin vingt-une baignoires, dont onze alimentées par le Rocher seul et dix par le Rocher et Rieumizet réunis.

II

CARACTÈRES PHYSIQUES DE L'EAU

Voici ce que dit le remarquable rapport de M. Latour, de Trie, sur l'eau du Rocher, relativement à ses caractères physiques.

« La source du Rocher est située à l'Est de Cauterets et se fait jour sur le flanc de la montagne dite le Pic des Bains, en contre-bas et non loin des sources de Pauze, de César et des Espagnols. Une galerie souterraine, transversale, longue de 75 mètres et pratiquée dans le terrain tertiaire ou calcaire jurassique à blocs de granit roulés, a été nécessaire pour arriver à la roche en place où a été trouvé le griffon de la source.

L'eau sort du calcaire schisteux, à pans inclinés obliquement de droite à gauche, portant du fer sulfuré, pyriteux et quelques cristaux de macle monochrome. Elle s'échappe dans la direction du Sud-Est au Nord-Ouest.

Lorsqu'on examine l'eau minérale au point de vue de ses propriétés physiques, on reconnaît qu'elle présente les mêmes qualités que fournissent en général les eaux sulfureuses du département des Hautes-Pyrénées.

Elle jouit d'une transparence et d'une limpidité parfaites, que ne modifient ni le contact prolongé avec l'air, ni les accidents météorologiques : cet attribut est celui des eaux profondes.

Sa saveur, légèrement saline et d'un arrière-goût douceâtre, est franchement hépatique. On la boit sans répugnance.

Son odeur est aussi celle des œufs couvis. Elle est d'abord très faible et ne se fait remarquer que d'une manière peu sensible près de la source. Quelquefois, elle se développe et acquiert beaucoup d'intensité, surtout quand la colonne barométrique baisse sous l'influence de certaines circonstances atmosphériques. Nous ne pouvons attribuer ce phénomème qu'à la diminution de la pression de l'air, favorisant l'émission du principe sulfureux. L'odeur augmente encore par l'agitation de l'eau et devient très-forte. Mais elle s'affaiblit peu à peu et finit par disparaître.

Lorsqu'on plonge la main dans l'eau minérale, on éprouve à l'instant une impression rude, mais qui ne tarde pas à être remplacée par la sensation d'un liquide onctueux, semblable à celle que produirait une eau commune dans laquelle on aurait dissous un peu de savon. C'est principalement sur le corps des baigneurs que cette impression d'onctuosité devient agréable. La peau est douce et glisse sous la main, comme si elle était enduite d'une substance huileuse. Ce caractère, spécial aux eaux sulfureuses qui contiennent un carbonate alcalin, contribue évidemment à leur efficacité, en ajoutant beaucoup à l'agrément du bain. La surface du corps, se trouvant détergée, devient plus perméable et par suite plus facile à recevoir l'action des éléments minéralisateurs.

Sa température a été prise à différentes époques et a toujours été constante. L'évaluant au sortir de la roche, nous l'avons trouvée de 41°, 5, quelle qu'ait été la température de l'air ambiant.

Pour établir sa pesanteur spécifique, nous l'avons ramenée à 15°. Comparée à celle de l'eau distillée, nous avons trouvé qu'elle en différait à peine; elle a été estimée 1,002, celle de l'eau distillée étant 1,000. Cette faible différence s'explique par la très-petite portion de matières fixes que l'eau donne après son évaporation et vient contrarier en quelque sorte les idées émises jusqu'ici, à savoir que les sources qui ont une densité à peu près pareille à celle de l'eau distillée sortent toutes des roches granitiques.

Elle fournit en tous temps un écoulement uniforme et

son volume est fort considérable. Elle débite par 24 heures 120.000 litres, ce qui permet de donner près de 500 bains par jour.

Elle laisse déposer au contact de l'air une matière blanchâtre, pseudo-organique (glairine), commune à toutes les eaux sulfureuses. Elle revèt différentes formes selon qu'elle est restée plus ou moins en plein air, formée le plus souvent de houppes soyeuses, reposant sur une autre matière de nature et de consistance gélatineuses, demi-transparente et diversement nuancée.

On trouve aussi ces concrétions glairineuses dans la fente du rocher d'où jaillit la source. Elles s'y présentent sous un aspect essentiellement gélatineux. Cette circonstance prouve l'abondance de la glairine dans l'eau qui nous occupe. Elle est à noter par le rôle important que ce principe minéralisateur joue dans les propriétés des eaux sulfureuses.

Si l'eau vient à se mêler à l'eau froide, on observe que les pierres, à son point de contact, se recouvrent d'une infinité de petits corps capillaires, filamenteux, tremblottants et très-mobiles par une de leurs extrémités. Ces corps offrent une grande analogie avec la conferve organisée, décrite par Fontan sous le nom de *sulfuraire*. »

III

CARACTÈRES CHIMIQUES DE L'EAU

L'eau du Rocher a été analysée par divers chimistes. Nous allons donner les trois analyses qui ont été faites avec le plus de suite et de compétence.

	Latour	Ossian Henry
Sulfure sodique..................	0 gr. 02429	0 gr. 01970
— calcique	»	Indices.
Chlorure de sodium.............	0 . 06058	0 . 06100
— de calcium............	0 . 02050	0 . 00300
— de magnésium.........	0 . 00501	
Iodure de sodium...............	0 . 00500	traces sensibles
Bromure alcalin.................	»	
Sulfate de soude...............	0 . 03000	0 . 02700
— de chaux...............	0 . 00300	0 . 00400
Carbonates de potasse et ammoniaque	0 . 00500	»
Carbonate de soude.............	0 . 01600	0 . 02600
— de chaux..............		
— de magnésie..........	0 . 00600	»
— de strontiane.........		»
Silicates de soude et de potasse .	»	0 . 08380
— d'alumine, etc..........	0 . 02000	
Phosphate terreux, hyposulfite...	0 . 00320	0 . 00550
Oxyde ou sels de fer		
Glairine rudimentaire..........	0 . 02140	
Perte..........................	0 . 02002	»
Total......	0 gr. 24000	0 gr. 23000

*Analyse de M. Garrigou, faite sur 600 litres d'eau.
Les sulfures ont été dosés sur place par la sulfuro-
métrie et dosés au laboratoire par la pesée directe.*

Silice......................	0 gr. 0598 par litre.
Acide sulfurique..............	0 gr. 0302 id.
Acide carbonique..............	traces.
Hyposulfites.................	traces à peine sensibles.
Chlore......................	0 gr. 0284
Iode.......................	net.
Brôme sur un litre de........	0.0001 à 0.0002
Chaux......................	0.0075
Magnésie....................	0.0001
Soude	0.0780
Potasse.....................	0.0036
Lithine.....................	très sensible.
Alumine, fer, acide phospho- rique.....................	0.0010
Zinc.......................	très net.
Cobalt et Nickel.............	traces.
Cuivre.....................	très net.
Plomb.....................	id.
Arsenic....................	id.
Matière organique goudron- neuse (pour un litre)......	0.2700
Soufre dosé par la sulfuromé- trie à la source même du Griffon	0.0084 par litre.
Soufre pesé à l'état de sulfate.	0.0070

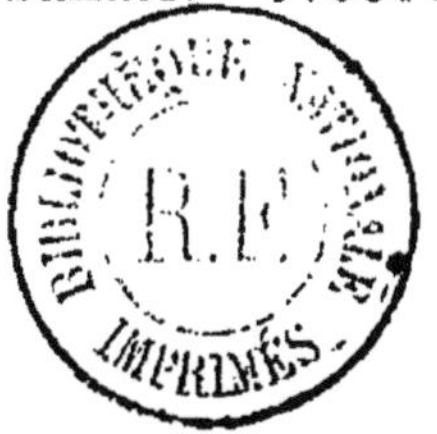

D'après cette dernière analyse, qui fait le plus grand honneur à M. Garrigou, on peut accepter que l'eau du Rocher contient les combinaisons suivantes, mais ceci est une simple hypothèse :

Monosulfure de sodium	0.0206
Hyposulfites alcalins	traces.
Sulfate de soude	0.0288
— de potasse	0.0066
— de chaux	0.0182
— de magnésie	0.0003
Chlorure de sodium avec iodure et bromure.	0.0467
Silicate de soude	0.0263
Silice en excès	0.0461
Alumine , fer, acide phosphorique	0.0010
Acide carbonique	traces.
Lithine, zinc, nickel, cobalt, plomb, cuivre, arsenic	traces.
Matière organique	0.0164

En résumant les travaux qui précèdent, on voit que l'eau du Rocher, au point de vue sulfureux, a une grande analogie avec la Raillère. On remarquera, en outre, la présence de l'iodure, du carbonate alcalin et du fer, enfin du brôme. Dans le chapitre suivant, nous tirerons des conclusions de ces faits, au point de vue du traitement des malades.

IV

EFFETS PHYSIOLOGIQUES DE L'EAU DU ROCHER

Lorsqu'on a bu de l'eau de la fontaine du Rocher, on éprouve une sensation douce et agréable. Elle agit comme la Raillère, mais avec des doses plus considérables ; autrement dit, à doses égales, elle a une action moins vigoureuse que cette dernière. Aussi, la circulation générale s'exerce avec liberté, mais sans que le pouls augmente ; la chaleur animale s'accroît pour ainsi dire insensiblement ; les sécrétions glandulaires s'activent , mais peu à peu ; l'appétit est augmenté, mais non pas d'une manière brusque.

En bains, l'eau du Rocher procure sur la peau une sensation des plus agréables, comme la Raillère ; mais elle ne produit pas de stimulation sensible et, après une série d'immersions répétées chaque jour, elle ne fait pas subir au pouls et à la chaleur animale un accroissement bien sensible.

En un mot, employée *intus* et *extra*, cette eau ne produit pas une véritable stimulation ou, si l'on veut, ses effets peuvent être considérés comme le premier degré de la stimulation physiologique. On voit quelles conséquences on peut tirer de cette donnée au point de vue de l'application au traitement des malades. Nous pouvons déjà en conclure, ici même, que c'est un agent tonique, avec lequel on n'a pas à craindre de secousses, d'accident imprévu et qui s'adapte aux organismes délicats et débilités, particulièrement à ceux chez lesquels le système nerveux est mal équilibré ou surexcité.

A quoi attribuer cette action toni-sédative? Si nous revoyons les éléments chimiques de l'eau du Rocher, nous constatons qu'elle est presque aussi sulfureuse que la Raillère, qui, elle, est plus tonique et amène plus rapidement un remontement des forces, mais expose les gens fatigués et malades à des accidents.

Il y a dans l'eau du Rocher un autre élément que ne contient pas la Raillère et qui devrait lui donner une action plus tonique que celle de cette dernière; il s'agit du fer. Et cependant il n'en est pas ainsi.

Il est évident que le caractère alcalin de l'eau du Rocher joue ici une influence réelle, qu'on ne rencontre pas dans la célèbre fontaine du Sud, puisque celle-ci contient de la silice libre plutôt que des sels alcalins. L'eau du Rocher contient à la fois ces deux éléments, mais les sels alcalins dominent de beaucoup la silice libre. Or l'action de ces sels est fluidifiante et résolutive; par suite, elle est comme un tempérament apporté à l'action excitante du sulfure de sodium.

Mais ce qu'il faut remarquer surtout, c'est la présence de l'iode et du brôme dans cette source, sous forme d'iodure et de bromure de sodium, qui sont des résolutifs et des sédatifs. Ces corps ne se trouvent pas dans l'eau de la Raillère.

Enfin, nous appellerons l'attention de nos lecteurs sur le sulfate de soude, le sulfate de chaux et la glairine qui se trouvent dans la source du Rocher. Le premier et le dernier de ces agents exercent sur la muqueuse gastro-intestinale une légère excitation de contact, qui augmente la sécrétion des glandules et même produit une légère purgation si l'on boit une dose d'eau assez forte. Quant au sulfate de chaux, c'est un puissant modificateur du sang et en même temps un modificateur de la sécrétion gastro-intestinale.

V

EFFETS PATHOGÉNÉTIQUES

Depuis que nous avons employé pour la première fois l'eau du Rocher, nous n'avons constaté aucun désordre sérieux produit par elle. Le seul trouble qu'elle apporte dans l'organisme est une diarrhée quelquefois abondante, mais sans gravité, qui doit même être considérée dans la plupart des cas comme une crise de bon aloi, comme une dérivation bienfaisante, par exemple dans l'asthme, la phthisie hémoptoïque, les dartres sécrétantes, les ma-nifestations scrofuleuses, etc. Ce trouble local ne se pro-duit que lorsqu'on boit l'eau à hautes doses.

VI

EFFETS THÉRAPEUTIQUES

Tout ce que nous venons de dire nous amène natu-rellement à tirer des conclusions pratiques dans l'ordre thérapeutique.

On peut affirmer que l'eau du Rocher est légèrement *tonique*, grâce au sulfure de sodium qu'elle contient, et que, sous ce rapport, elle est une des sources les plus précieuses de la station, puisqu'on voit à Cauterets une foule de valétudinaires et de malades chez lesquels les autres fontaines susciteraient des perturbations organiques, qu'ils ne pourraient supporter.

Elle est aussi un agent *sédatif*. Non seulement elle régularise les actes de la nutrition , mais encore elle amène le calme dans tous les systèmes et entre tous les appareils. Il y a longtemps que tous les médecins de Cauterets sont d'accord sur ce fait et nous l'avons constaté nous-même dès la première année de notre pratique à Cauterets, il y a quinze ans.

Nous nous demandions tous quelle substance , quel corps pouvait expliquer ce mode d'action ; mais les analyses faites jusque-là ne pouvaient nous en donner la raison. L'analyse de M. Garrigou , en décelant dans cette eau la présence du brôme, est venue ouvrir les yeux du corps médical. Il n'est pas surprenant pour nous , d'ores et déjà, que l'eau du Rocher soit sédative , puisque nous savons que le brôme et lés bromures sont des agents de la médication sédative remarquables entre tous.

Ainsi s'expliquent les cures obtenues dans diverses maladies dont nous parlerons plus loin.

L'eau du Rocher est *résolutive* , grâce à l'iode et aux sulfates qu'elle renferme. C'est ce qui explique la résolution rapide des engorgements du col de l'utérus, des affections qui altèrent les fonctions de la peau et du système glandulaire intestinal , en même temps que les plaies à forme chronique qui présentent un caractère sub-aigu.

Cette eau peut encore être considérée comme *dépupurative,* puisqu'elle augmente considérablement la sécrétion rénale et la modifie , qu'elle agit par l'hydrogène sulfuré qu'elle contient sur la composition du sang contenu dans le système veineux abdominal et sur la sécrétion biliaire , et que par suite elle concourt au renouvellement rapide des éléments du sang, c'est-à-dire à sa reconstitution normale.

Enfin elle peut être regardée rationnellement comme un agent de la médication substitutive, puisqu'elle corrige souvent la nature et l'aspect de diverses maladies, en exerçant une action dérivative sur l'intestin et en déplaçant ainsi les manifestations des diathèses, par exemple de la diathèse scrofuleuse et de l'herpétisme.

—

DEUXIÈME PARTIE

APPLICATIONS THÉRAPEUTIQUES

—

VII

INDICATIONS SPÉCIALES DE L'EAU DU ROCHER

L'eau du Rocher est éminemment utile dans les *névroses* avec éréthisme nerveux considérable. Tous nos confrères lui reconnaissent cette action spéciale. Gigot-Suard, Gouët, pour ne parler que des morts, en ont toujours préconisé et prescrit l'emploi dans cet ordre particulier. Nous avons eu nous même l'occasion de reconnaître, maintes et maintes fois, la justesse de leurs observations en obtenant des résultats très remarquables.

Nous ne publierons pas d'observations spéciales, car cela nous entraînerait beaucoup trop loin, mais nous dirons, en résumant notre pratique de quinze ans à Cauterets, que les bains du Rocher font merveille contre l'insomnie, particulièrement lorsqu'elle est liée à l'anémie, aux congestions profondes qui gênent les trajets des nerfs par suite d'une compression prolongée, dans la tendance aux pollutions chez les gens dont le cerveau est surmené et congestionné, dans l'hystérie aussi bien chez l'homme que chez la femme (le mot est impropre pour le sexe masculin, mais on l'emploie couramment aujourd'hui en médecine). Dans l'hystérie de la femme, le traitement local de l'organe de la génération corrobore et active l'action de l'eau en bains et en boisson.

L'eau du Rocher produit des effets souvent surprenants dans les *maladies de la peau*, aussi bien sur les plaies que sur les dartres.

Nous avons eu bien souvent l'occasion de traiter par les bains du Rocher, complétés par l'ingestion de la même eau dans les voies digestives, des plaies atoniques, des ulcères liés à la cachexie paludéenne et surtout à la scrofule. On peut dire que, dans ces cas, la précieuse fontaine agit sûrement, promptement et agréablement, comme dit un vieil aphorisme médical (tuto, cito et jucundè).

Lorsque l'on a affaire à des dartres sécrétantes étendues, par exemple l'eczéma, il ne faut pas songer à prescrire aux malades les eaux fortes de la station, parce qu'elles augmentent encore la poussée vers la peau. C'est sans tâtonner qu'on doit recourir aux bains du Rocher. Au point de vue du traitement interne, on peut hésiter entre le Rocher et Mauhourat. Nous avons crû démêler, des cas que nous avons observés, que l'eau de

Mauhourat convient plus particulièrement lorsque la dermatose a une origine arthritique, tandis que l'eau du Rocher est nettement indiquée lorsque l'on a affaire à des scrofulides. Dans les deux cas, il ne faut pas craindre de faire boire aux malades des doses assez considérables, par exemple de trois à cinq verres d'eau par jour, selon les personnes.

Certaines maladies du *tube digestif*, accompagnées de diarrhée ou de constipation, sont heureusement modifiées par les douches ascendantes et par l'eau en boisson. Nous avons amélioré ou guéri, par l'usage de l'eau du Rocher, des cas dans lesquels on avait en vain prescrit les eaux de Mauhaurat, de Vals, de Vichy ou les eaux dites de table, par exemple des diarrhées persistantes, des constipations tenaces, des dyspepsies venteuses, avec ou sans pyrosis, coliques et crampes d'estomac.

A différentes reprises, nous avons vu se dissiper assez rapidement les fluxions hémorrhoïdales et des engorgements abdominaux, surtout chez les enfants.

Dans les *affections utérines*, l'eau du Rocher produit des effets aussi sûrs et aussi prompts que l'eau du Petit-Saint-Sauveur. Mais c'est ici le lieu de noter en passant que, si les deux sources présentent dans leur analyse des éléments différents, leur action s'exerce également sur des cas qui nous ont paru appartenir à des catégories similaires, par exemple les affections de l'utérus et du vagin disposées à passer facilement à l'état sub-aigu, accompagnées ou non de troubles hystériques, les leucorrhées avec engorgement ou ulcérations du col , les granulations.

Parmi les maladies de l'*appareil respiratoire*, la *bronchite chronique* des sujets irritables se trouve considérablement amendée par l'usage interne et même par les bains du Rocher , lorsqu'au contraire les sources moyennes ou fortes de la station l'exaspèrent ou la maintiennent dans le *statu quo*.

L'*Asthme humide*, accompagné de mouvements congestifs et de suffocation, est très souvent amendé par l'eau du Rocher, quelquefois même il guérit. M. Pierre Larramiau, un des propriétaires de la source avant la cession à la Compagnie des eaux de Cauterets, se trouvait atteint depuis quelques années d'un asthme fort incommode par la fréquence et l'intensité de ses accès. Il fit plusieurs saisons avec l'eau de sa source et, chaque fois, il eut soin de boire l'eau à hautes doses, de manière à obtenir un flux intestinal abondant. Après chaque période de soins, il en ressentit un soulagement marqué et ses accès d'asthme allèrent en diminuant graduellement de façon à lui laisser de longues périodes de repos. Un de ces intervalles fut tellement prolongé que le malade se crut radicalement guéri. Mais, si l'affection a reparu, elle ne présente plus son caractère de gravité antérieure.

Dans notre livre sur les eaux thermales sulfureuses de Cauterets (1), nous avons déjà noté les diverses indica-

____

(1) Des eaux thermales sulfureuses de Cauterets, par le docteur C. Moinet, Paris, 1879, chez G. Masson.

tions que nous venons de passer en revue ; mais il en est une autre que nous étudiions déjà à l'époque où parut ce travail, mais que nous ne pouvions pas encore affirmer catégoriquement. Aujourd'hui, après plusieurs années d'observations et de prescriptions, nous pouvons dire nettement et catégoriquement que, dans *la phthisie pulmonaire*, l'eau du Rocher nous a donné, dans des cas déterminés et dont nous donnerons plus loin le détail dans des observations de malades, nous a donné des résultats on ne peut plus remarquables, nous serions tentés de dire merveilleux.

Certes nous ne porterons pas sur la source de la Raillère une main coupable pour lui substituer une rivale préférée. Non ! nous avons déjà, dans une monographie qui date de plusieurs années (1), vanté sans exagération, mais avec conviction et fermeté , les vertus considérables de cette reine des Pyrénées et établi ses indications spéciales dans la phthisie pulmonaire, conformément aux observations nombreuses de notre pratique personnelle. Mais, à l'heure présente, il ne nous est pas possible de ne pas déclarer que la source du Rocher exerce sur la même maladie, à l'instar de la Raillère , une action thérapeutique extrêmement précieuse.

Comme la Raillère, la source du Rocher réveille l'activité languissante de toutes les fonctions, mais à un moindre degré, par son action directe sur la nutrition, par son action réflexe sur les sécrétions urinaire et

---

(1) *Des indications particulières de l'eau de la Raillère.* — Paris, 1875, chez G. Masson.

cutanée , par une meilleure élaboration des sucs répara-
teurs ; elle détourne , elle aussi , des poumons les mouvements fluxionnaires et favorise l'état stationnaire, l'im-
mobilisation du tubercule, elle en prévient la production
chez les sujets qui y sont prédisposées par l'hérédité.
Comme la Raillère, à une époque plus avancée, l'eau du
Rocher est éminemment utile quand la maladie existe
chez un sujet mou , lymphatique, et s'accompagne de
fluxions catarrhales abondantes, d'amaigrissement, de
faiblesse, de troubles digestifs , de sueurs ; mais , dans
ces cas , la Raillère convient aux gens peu excitables ,
tandis que la fontaine du Rocher est nettement indiquée
chez les personnes dont le tempérament est très nerveux
et le caractère irritable.

Dans les conditions que nous venons de dire, ces deux
sources, par leurs effets généraux et leur action élective
sur le tissu pulmonaire et la muqueuse bronchique, pro-
duisent un effet hypercrinique, souvent un flux critique,
qui paraît débarrasser l'organisme de la surcharge hu-
morale ; les téguments et la muqueuse respiratoire
éprouvent une activité fonctionnelle qui donne lieu à une
dépuration favorable, l'innervation acquiert une force de
résistance qui domine l'impressionnalité de la peau.
Enfin, par son action spécifique, l'agent sulfureux dé-
termine la résolution des produits phlegmasiques qui
enveloppent la masse turberculeuse et fait qu'il ne reste
plus dans les poumons que des tubercules disséminés,
rendus immobiles ou bien passés à l'état crétacé, dès
lors compatibles avec les exigences de la santé ; ou bien

encore, ces tubercules sont ramollis, lentement évacués et les excavations qui en résultent se cicatrisent ou se comblent.

Comme la Raillière, la fontaine du Rocher peut être encore et surtout utile dans la tuberculisation propre à certaines constitutions délicates et nerveuses, espèce que caractérisent une toux sèche, une irritation habituelle, une exhalation sanguine peu fréquente.

Mais si le Rocher offre cette analogie, cette similitude d'action avec la Raillière, hâtons-nous d'ajouter qu'il s'adresse en quelque sorte à une série de malades dont l'organisme est moins résistant, plus nervosique, plus ébranlé par la maladie ou par les peines d'ordre moral, que les malades auxquels on peut ordonner l'eau de la Raillière. En d'autres termes, plus la résistance vitale est affaiblie et dépourvue d'équilibre plastique, mieux convient l'eau du Rocher, surtout avec une lésion locale étendue, à forme subaiguë ou avancée dans ses évolutions. La Raillière, au contraire, peut et doit être prescrite aux personnes chez lesquelles la résistance vitale est moins entamée et la lésion locale moins vaste, plus torpide ou moins évoluée.

Nous prions le lecteur de ne pas voir dans les dernières lignes qui précèdent une formule absolue relativement à chacune des deux sources, mais bien comme une expression des nuances qui distinguent leur action thérapeutique.

En résumé, les médecins de Cauterets peuvent opposer à la phthisie deux sources incomparables : la Raillère et lè Rocher. La première tonifie davantage les tissus de l'organisme et commande dans son emploi une attention et une surveillance de chaque instant dans les applications qu'on en fait. La seconde est plus sédative, elle répand dans les organes plus de calme et d'apaisement que de tonicité ou plutôt elle corrige, tempère et complète son action tonique par son action sédative.

Nous publierons un peu plus loin diverses observations parmi les plus intéressantes qu'il nous a été donné de suivre depuis trois ou quatre ans plus spécialement.

VIII

MODES D'EMPLOI DU ROCHER.

Avant de passer aux faits cliniques, qu'il nous soit permis de dire rapidement comment et sous quelle forme on utilise l'eau du Rocher.

D'abord, ainsi que l'atteste la superbe buvette qui se trouve à droite, à l'entrée des Néothermes, le traitement interne est prescrit par les médecins de la station. Mais il convient de dire ici que, parmi eux, il en est un certain nombre qui ne croient pas encore à l'action bienfaisante du Rocher et qui, séduits à la fois par une vieille tradition et par les nombreuses cures atttribuées à l'eau de la Raillère, ne reconnaissent qu'à cette dernière des vertus vraiment merveilleuses.

Avant nous, aucun de nos confrères n'a prescrit couramment l'eau du Rocher aux phthisiques. Tout au plus Gigot-Suart reconnaissait-il son efficacité dans les bronchites accompagnées de nervosisme, ainsi que le fait M. le docteur Sénac ; et encore ces confrères ne parlent de son emploi que sous forme de bains.

Notre excellent ami et digne confrère Duhourcau avoue, dans une fort intéressante monographie sur la source du Rocher (1), que l'eau de cette fontaine a été jusqu'ici peu employée en boisson. Il ajoute aussitôt que nous lui avons dit en avoir obtenu d'éminents services, lorsque nous trouvions que l'eau de la Raillère était trop excitante pour nos phthisiques, chez lesquels il y avait tendance aux exacerbations nocturnes. « Mais nous ne sachions pas, dit-il, en terminant le paragraphe, que d'autres de nos confrères aient eu à observer de pareils résultats ».

Hé bien ! cette confidence restreinte, orale et personnelle, que notre digne et savant confrère résume en si peu de mots, nous venons de la rendre large et publique dans les pages qui précèdent, et nous nous inscrivons très nettement et très positivement comme ayant inauguré une pratique qui s'appuie sur les faits cliniques et qui est aujourd'hui corroborée théoriquement par la belle analyse de M. Garrigou.

L'eau du Rocher est plutôt prescrite sous forme de gargarismes qu'en boisson par la plupart de nos confrères.

---

(1) *Cauterets, source du Rocher*, par le docteur Garrigou, médecin consultant, à Luchon, et le docteur Duhourcau, médecin consultant, Paris, 1882, chez J. Cusset, à Cauterets.

Et encore, depuis que la source de César a été descendue
en partie aux Néothermes, il nous a paru que les clients
du Rocher avaient plutôt diminué qu'augmenté.

Avec ce mode d'emploi, on obtient des résultats fort
sérieux dans l'angine glanduleuse arthritique à forme
sèche, dans la laryngite chronique, dans la phthisie laryn-
gée et dans le coryza chronique. Au moment de l'emploi et
encore pendant un certain temps après, on ressent dans
la gorge une sensation de picottement et d'apreté que ne
fait point éprouver la Raillère. Mais il n'y a pas lieu de
s'en étonner, encore moins de renoncer à cette utile pratique.

Sous forme de bains, l'eau du Rocher est assez large-
ment prescrite par tous les médecins de la station, qui
généralement reconnaissent à ce mode d'emploi une
efficacité incontestable. Ces bains sont très lénitifs et en
même temps détersifs. Il convient de dire qu'ils nous ont
rendu des services remarquables.

Il nous arrive assez souvent, comme pour ceux du
Petit-Saint-Sauveur, de prescrire aux femmes malades
l'emploi du spéculum à grille, qui permet de faire trem-
per la muqueuse vaginale et le col utérin dans l'eau
minérale.

Nous prescrivons souvent l'eau du Rocher en injections uréthrales dans les écoulements anciens et nous
affirmons que cette pratique est suivie d'excellents résultats.

L'eau du Rocher est aussi projetée sur le corps des
malades par divers appareils de douche ; ces douches

ont un faible pression et conviennent aux gens débilités ou très excitables.

Les bains de siège, les douches vaginales et rectales du Rocher sont très efficaces dans diverses catégories de maladies, que nous avons énumérées ci-dessus en donnant les principales indications de l'eau du Rocher.

L'eau du Rocher n'a pas encore été exportée au loin. *Nous demandons à la Compagnie* de faire un essai de ce genre ou tout au moins d'embouteiller cette eau lorsque nous et nos confrères le lui demanderons spécialement. C'est une expérience à suivre de près.

IX

EMPLOI DE L'EAU DU ROCHER COMME AGENT PRINCIPAL OU ACCESSOIRE DE TRAITEMENT

D'après tout ce qui précède, on peut voir que l'eau du Rocher peut, dans un très grand nombre de cas, faire à elle seule le fond d'une cure ; mais il se présente une foule d'occasions dans lesquelles le médecin croit devoir par exemple activer ou retarder le traitement ; dans le premier cas, il associe à l'eau du Rocher, soit l'eau de Mauhourat, soit celle de la Raillère en boisson, soit l'eau de César ou des Espagnols en bains, douches, pédiluves, pulvérisations, humage, soit celle de Pauze-Vieux en bains, soit celle des Œufs en boisson, douches, bains de natation ; dans le second cas, au contraire, il supprime tout à fait l'eau du Rocher, soit à l'intérieur, soit à l'extérieur.

En général, nous l'avons dit, l'eau du Rocher convient à des affections chroniques avancées ou à forme éréthique, ainsi qu'aux constitutions usées et aux tempéraments nerveux. Mais lorsque, par suite d'un traitement bien dirigé, les malades ont trouvé moyen de remonter leur organisme et se trouvent aptes à supporter un traitement plus vigoureux, il importe de ne pas s'attarder dans une méthode qui n'a plus sa raison d'être, il faut passer à l'emploi des sources dont l'action physiologique et thérapeutique est plus marquée que celle du Rocher, qu'il s'agisse de la voie interne ou des procédés qui s'appliquent à l'enveloppe cutanée.

Nous ne nous lasserons pas de le répéter, au risque de fatiguer nos lecteurs : les sources de Cauterets forment une sorte de hiérarchie, depuis les toni-sédatives tempérées jusqu'aux excitantes thermales les plus actives. Tel cas peut rester justiciable d'une fontaine pendant toute la durée du traitement ; tel autre peut, amélioré ou empiré, nécessiter l'emploi d'une fontaine plus active ou moins excitante. C'est à la sagacité du médecin de déterminer les occasions dans lesquelles il est bon de reculer, d'avancer ou de rester stationnaire, c'est-à-dire de s'en tenir à la même eau.

Comme on le voit, nos sources nombreuses, avec leur action particulière, permettent au praticien de satisfaire à toutes les indications qui peuvent prendre leur origine dans la nature, l'ancienneté et la gravité de la maladie, aussi bien que dans le tempérament, les habitudes et l'état moral du malade. Par suite, les combinaisons de ces sources entre elles et des divers procédés hydrothérapiques les uns avec les autres sont extrêmement variées et constituent une ressource des plus précieuses.

Ainsi, par exemple, le traitement par l'eau du Rocher en gargarismes produit-il un peu d'irritation du côté du larynx et du pharynx, il suffit de prescrire un pédiluve avec l'eau de César pour mettre un terme à ce petit accident ; l'eau du Rocher est-elle insuffisante à réveiller l'appétit d'un malade émacié, l'eau de Mauhourat en boisson viendra réaliser ce *desideratum* ; a-t-on modifié chez un asthmatique l'élément catarrhal et convient-il d'agir avec plus de force que ne le permet la fontaine du Rocher, l'eau de la Raillère, celle de César en boisson, les douches de César, des Espagnols ou des Œufs, contrebalancées dans leur action stimulante par l'influence calmante du humage, viendront vous donner le moyen de faire face à de nouvelles indications. Est-il expédient de faire naître sur la peau une poussée diathésique : alors corroborez l'action du Rocher par la grande douche un peu chaude de César ou des Œufs. Pensez-vous que le traitement d'une bronchite chronique puisse être mené de front avec celui d'une maladie concomitante, comme un vieux rhumatisme musculaire, un engorgement ganglionnaire ancien, une névralgie sciatique rebelle, ayez recours aux bains et aux douches du Pré.

Trouvez-vous que l'eau de la Raillère est trop excitante, pour un phthisique chez lequel il y a tendance aux exacerbations nocturnes , l'eau du Rocher vous rendra d'éminents services ; constatez-vous , au contraire, qu'après avoir relevé doucement les forces d'un tuberculeux et modifié dans une certaine mesure l'état des voies respiratoires , l'eau du Rocher ne donne plus de résultats et que vous allez perdre du temps en continuant de la prescrire , ayez recours à la fontaine de la Raillère.

Voici maintenant un tuberculeux dont l'état pulmonaire indique le premier degré de la maladie , mais dont le larynx présente déjà des altérations graves. La source du Rocher suffira pour le traitement ; des bains entiers continués ou alternés avec des demi-bains et des pédiluves ou mieux encore des demi-bains de dix minutes continués par un grand bain de même durée et terminés par un pédiluve chaud de deux ou trois minutes produiront un excellent effet, surtout si le malade use discrètement de la boisson et des gargarismes. Dans un cas de cette sorte, vouloir violenter le patient avec des douches ou une boisson abondante, c'est risquer de mettre le feu aux poudres et de déterminer une rapide évolution des tubercules.

En résumé , l'eau du Rocher peut être employée seule, ou alternée avec d'autres sources , ou enfin utilisée concurremment avec elles. Le mérite du médecin , dans ces circonstances , consiste non-seulement à bien poser son diagnostic et à apprécier nettement la situation du malade au moment où on le voit , mais encore et surtout à choisir les moyens hydrothérapiques les mieux appropriés à son état.

X

DOSAGE DE L'EAU DU ROCHER. — DE SON EXPORTATION.

En boisson, l'eau de la fontaine du Rocher peut être prescrite à des doses variées. Plus le malade est faible ou irritable, plus son état général inspire des inquiétudes, plus la lésion dont il est porteur est sujette aux exacerbations et aux accidents, plus alors il faut se contenter de la faire prendre à petites doses. Mais il convient de faire observer ici que cette eau peut toujours être prescrite à doses plus fortes que la Raillère, souvent nous avons constaté que là où le demi-verre d'eau du Rocher était inoffensif ou utile, un quart de verre de la Raillére provoquait un dérangement.

Chez les tuberculeux qui sont sujets à de fréquentes hémoptysies, nous la donnons à la dose d'un quart de verre ou d'un demi-verre quand nous nous refuserions absolument à donner la plus petite dose de la célèbre source du sud.

Quand on voit que le traitement produit un effet salutaire, il ne faut pas craindre d'augmenter la dose à ingérer ; on peut montrer plus de hardiesse dans ce sens avec l'eau du Rocher qu'avec la Raillère.

Dans beaucoup de cas, il est possible de prescrire d'emblée des doses assez considérables de l'eau qui nous occupe, par exemple chez les catarrheux et surtout chez les asthmatiques qui crachent abondamment.

Nous n'avons jamais vu la fontaine du Rocher provoquer l'hémoptysie. Hâtons-nous d'ajouter qu'il est des cas où le médecin, constatant une lésion mortelle, doit se défendre de prescrire les eaux, sulfureuses ou autres; en dehors de ces cas, nous le répétons, il ne nous est pas arrivé d'observer des accidents de cette nature et c'est là une garantie de sécurité que n'offre pas la Raillère et que présentent encore moins les Eaux-Bonnes.

Sous forme de gargarismes, à l'inverse de la Raillère qui ne présente pas cet inconvénient au même degré, l'eau du Rocher produit quelquefois une irritation locale sur la muqueuse du pharynx et sur l'ouverture du larynx. A vrai dire, c'est une affaire de tact de la part du médecin, au point de vue de la prescription qu'il en fait, et de la part du malade, qui doit diminuer la dose des gargarismes quand il ressent des picottements dans le gosier ou le reprendre et même l'augmenter quand cet accident cesse.

Nous devons déclarer que certaines personnes n'éprouvent jamais cet inconvénient, tandis que d'autres le ressentent pour ainsi dire constamment. Inversement, nous avons vu des malades chez qui l'eau de la Raillère provoquait des mouvements fluxionnaires vers l'arrière-gorge, tandis que l'eau du Rocher leur était indifférente sous ce rapport.

Les bains du Rocher ne font de mal à personne, car leur action est lénitive et calmante. Il faut se prémunir, bien entendu, contre le refroidissement de l'eau; nous ne parlons pas ici des accidents de cette nature, nous entendons tout simplement parler de l'action physiologique et thérapeutique de l'eau minérale.

Quant aux douches, elles ont une pression assez faible pour que personne ne puisse s'en plaindre et les taxer de brutalité.

Il en est de même des douches vaginales et rectales.

L'eau du Rocher n'a pas encore été exportée. Jusqu'à présent, elle a été pour ainsi dire regardée comme une source accessoire et personne ne s'est préoccupé de la faire mettre en bouteille pour un traitement à domicile.

L'eût-on voulu, on n'aurait pu s'approvisionner utilement, efficacement, car l'eau arrivait au griffon dans des conditions défectueuses. Mais aujourd'hui, le captage est mieux fait et nous espérons que la compagnie fermière, comprenant l'importance d'un pareil essai, voudra bien faire provision de quelques centaines de bouteilles d'eau du Rocher, car nous la considérons personnellement comme une des plus utiles de la station pour toute une classe de malades intéressants et nous avons la ferme intention de la faire emporter au loin.

M. le docteur Duhourcau a fait sur l'eau du Rocher des recherches importantes au point de vue du transport. D'après lui, cette eau se conserve en bouteilles au moins aussi bien que celles de la Raillère et de César, et elle tient le milieu entre ces deux sources d'exportation, comme richesse en sulfure et comme conservation. Les recherches de M. Duhourcau sont exactes, car elles ont porté sur des eaux prises aux trois fontaines le même jour et dans les mêmes conditions. Le titre sulfurométrique du Rocher diminue fort peu après les deux premiers mois.

Il résulte de cette affirmation que la Compagnie des eaux peut sans hésiter faire embouteiller l'eau du Rocher et en faire l'exportation.

TROISIÈME PARTIE.

—

OBSERVATIONS.

———

XI

PHTHISIE AU PREMIER DEGRÉ.

PREMIÈRE OBSERVATION. — *Forme scrofuleuse.* — M. Ch., de la Charente-Inférieure, vient nous consulter le 5 juin 1880. C'est un sujet de trente-sept ans, très amaigri. Il nous raconte qu'il a soigné pendant longtemps sa femme atteinte de phthisie pulmonaire et que, jusqu'à la dernière heure, il a partagé son lit. Tempérament lymphatique. — Depuis un an, M. Ch... éprouve dans le côlon ascendant et dans le côlon descendant des douleurs pongitives alternant avec des douleurs lancinantes ; dans dans les périodes de répit, la douleur persiste, mais sourde et mal définie ; ni constipation, ni diarrhée ; pas d'engorgement mésentérique.

Depuis quelques mois, le sommeil autrefois court et et entrecoupé de réveil est devenu meilleur et le malade se trouve moins souffrant la nuit que le jour. Depuis le début de ses souffrances intestinales, il s'est présenté deux ou trois fois des vomissements. Il existe de la dyspepsie flatulente.

Au moment où cet état a commencé, le malade a eu une bronchite qui a duré deux semaines. Jamais d'hémoptysie. Respiration très rude dans les deux sommets, sueurs nocturnes, toux sèche, fatigante ; granulations pharyngiennes, dans la moitié inférieure du pharynx.

Dans la famille, on constate la diathèse scrofuleuse et l'herpétisme scrofuleux : ainsi une sœur du malade a de l'eczéma, un de ses frères a présenté une ostéite du métacarpe droit; chez une autre sœur, la même maladie s'est manifestée sur un des deux métatarses. M. Ch... a eu, à diverses reprises, de l'eczéma et des plaques de lichen; en ce moment, il a un abcès de la parotide gauche, qui date de quatre mois.

Le traitement thermal suivi par ce malade a été des plus simples : gargarismes avec l'eau du Rocher, matin et soir ; à mesure que les forces et l'appétit revenaient, nous en avons augmenté les doses jusqu'à deux verres; puis nous avons prescrit l'eau de Mauhourat le matin à deux verres, conjointement avec l'eau du Rocher bue le soir. Tous les jours, le malade a pris une douche de 8 à 10 minutes, à jet brisé, à 36° aux Espagnols.

Il est parti avec son abcès fermé, un embonpoint relatif et guéri de sa toux et de ses sueurs nocturnes ; les douleurs abdominales ont disparu avant le départ.

DEUXIÈME OBSERVATION. — *Phthisie hémoptoïque.* —

M. A..., nous consulte le 30 juillet 1882 ; quarante-cinq ans ; tempérament nervo-bilieux, peau très bistrée. En 1870, pneumonie à droite ; en 1881, chûte violente portant sur le côté droit de la poitrine ; quinze jours, après cet accident, première hémoptysie. Depuis cette époque, hémoptysies fréquentes et abondantes à la moindre fatigue ; depuis deux mois, ces crachements de sang s'accompagnent d'une toux assez intense, avec douleur dans le poumon droit, et sont provoquées par le moindre travail. — Perte d'appétit, amaigrissement très sensible, le matin, crachats jaunes, non purulents, striés de sang ; respiration rude dans le sommet droit, avec vibrations de la voix très accentuées ; mêmes signes sous l'angle inférieur de l'omoplate gauche. Le malade dort bien.

Le traitement est prescrit comme suit : matin et soir, le malade boit, dans le début, 3/4 de verre d'eau du Rocher ; nous augmentons graduellement ces doses jusqu'à deux verres le matin et un verre 1/2 le soir ; puis nous revenons en sens inverse à un verre matin et soir. Gargarisation avec un verre matin et soir pendant les vingt-cinq jours de cure. Du 30 juillet au 13 août, bain à César, à mi-corps, de dix minutes et terminé par un pédiluve très chaud de cinq minutes. Du 13 août au départ, douche à César, à mi-corps, à 37° pendant cinq minutes. Le malade part en très bon état : plus de toux, plus de crachats sanglants ou muqueux, appétit excellent. Nous lui ordonnons une préparation arsenicale au départ. Nous avons revu M. A... cet hiver ; il était en bonne santé.

TROISIÈME OBSERVATION. — *Phthisie arthritique.* — M. G..., 64 ans. Arrivé à Cauterets le 20 août 1882. Mère morte de la poitrine, père mort de rhumatisme articulaire généralisé. Le malade est goutteux, il a des tophus à deux articulations phalangiennes de la main droite. Depuis deux ans, il tousse et crache, il a de l'essouflement, des sueurs abondantes la nuit. Expiration prolongée, retentissement de la voix dans le côté droit, quelques crachats muqueux le matin. — Teint décoloré, perte de l'appétit.

Le malade boit matin et soir de l'eau du Rocher jusqu'à un verre 1/2 à chaque fois (à doses ascensionnelles). Au bout de douze jours, il est beaucoup mieux ; nous lui ordonnons la Raillère le soir (3/4 de verre) ; il survient de l'excitation, alors nous prenons l'eau du Rocher.

Gargarismes au Rocher. — Dans les premiers jours, 1/2 bains, suivis de bains entiers puis de pédiluves ; après cette période, 1/2 douches à 37° pendant quatre minutes, suivies de douches générales à 35° pendant quatre autres minutes.

Le malade quitte la station en très bon état. Nous l'avons revu cet hiver à Saintes, où il habite. Il était très content de son état.

XII

PHTHISIE AU DEUXIÈME DEGRÉ.

QUATRIÈME OBSERVATION. — *Phthisie arthritique et lymphatisme.* — Mme G...., 39 ans. Nous voyons cette

dame le 25 juin 1879. Sa mère était accablée de rhuma-
tismes goutteux, ainsi qu'un de ses oncles du même côté;
le père était rhumatisant. Deux sœurs mortes de la
poitrine, l'une à seize ans, l'autre à dix-huit. Cette
malade a un tempérament très lymphatique ; elle est
sujette aux manifestations articulaires ; elle a souvent de
l'urticaire. Adolescente, elle a inquiété sa famille et elle
a fait deux saisons à Cauterets ; lors de son mariage, elle
jouissait d'une très bonne santé. Cinq enfants ; a nourri
les trois premiers. Il y a un an, pneumonie à droite,
pendant sa cinquième grossesse ; il y eut une rechûte
des plus graves. La maladie enfin maîtrisée, les forces
revinrent et l'accouchement eut lieu dans de bonnes
conditions en août 1878. Il y avait, à cette époque,
des râles sous-crépitants, avec expiration prolongée;
Mᵐᵉ G... en présente encore quelques-uns ; la respiration est soufflante au sommet droit ; il existe une dépression et de la matité dans tout le côté. Toux grasse, expectoration assez abondante le matin ; douleur dans le
bas du côté droit. Grossesse datant de quatre mois.

Le traitement est des plus simples. La malade boit de
l'eau de Mauhourat le matin et de l'eau du Rocher le
soir. Elle gargarise au Rocher et prend vingt bains à la
même source. Ces bains sont d'abord séparés par un
jour de repos, puis ils se suivent quotidiennement.

Après vingt-huit jours de ce traitement, Mᵐᵉ G... part
dans un excellent état de santé.

Elle revient en septembre 1880 avec un peu de bronchophonie dans un point très limité du sommet droit et

de fortes vibrations thoracique. Plus forte qu'en 1879, elle suit un traitement plus vigoureux et, en ce qui concerne l'eau du Rocher, elle n'en boit que le soir.

Résultat très net et très bon.

CINQUIÈME OBSERVATION. — *Phthisie arthritiqne.* — Mlle F..., 16 ans. Mère rhumatisante, père délicat de poitrine; deux oncles paternels morts phthisiques. Cette jeune fille est amaigrie, elle a eu une enfance très chétive; l'appétit est irrégulier. Après un réfroidissement, il y a un mois, elle a été prise de douleur sous l'omoplate droite avec congestion du poumon. Au moment où elle nous consulte (24 juillet 1878), elle présente au sommet droit des vibrations assez prononcées de la voix, avec de la matité, un murmure respiratoire très affaibli par place, rude sur d'autres points; les crachats sont muqueux, mais opaques et gluants; sueurs nocturnes, anémie, pâleur des muqueuses, pupiles très dilatées.

Les menstrues sont assez régulières, mais durent huit jours, leucorrhée habituelle.

La malade suit un traitement avec les eaux de la Raillère et de Mauhourat en boisson ; elle prend des douches générales aux Œufs. Elle part dans les meilleures conditions.

L'année suivante, elle nous revient le 4 juillet. Elle a passé un assez bon hiver, elle est moins fatiguée qu'en 1878 ; mais, localement, les tubercules ont subi un un travail d'évolution : vibrations très rudes et craquements humides sous l'extrémité interne de la clavicule droite ; la voix et la respiration sont bronchiques. Au niveau de la troisième côte les crachats sont très larges et jaune-verdâtres.

Le traitement consiste en eau du Rocher matin et soir à l'intérieur, avec gargarismes de la même eau. Douche générale tous les jours aux Œufs, à 30°, pendant six minutes.

Après vingt-cinq jours de ce traitement, Mlle F... ne crache plus ; tous les symptômes précédents ont disparu ; la respiration seule reste encore un peu soufflante.

Nous avons revu cette jeune personne trois ans plus tard ; sa guérison s'était maintenue ; en d'autres termes, elle n'avait pas eu de nouvelles phases évolutives de ses tubercules.

SIXIÈME OBSERVATION. — Mme M..., 34 ans, arrive le 13 juillet 1877 ; sujette aux bronchites ; cinq enfants et deux fausses couches. Depuis un an, bronchite intense ; en septembre 1876, deux légères hémoptysies ; crachats verts le matin, plus clairs mais très abondants tout le long du jour ; au sommet droit, matité et craquements assez nombreux ; peu d'appétit, grande fatigue. Les règles sont normales, catarrhe chronique de l'utérus.

Le traitement est ainsi institué : boire un verre d'eau aux Œufs matin et soir ; bain au petit Saint-Sauveur, plus tard aux Œufs. — Injections vaginales au premier de ces deux établissements. Dans la suite, douche aux Œufs, à 35° degrés, pendant huit minutes ; humage à César pendant dix jours, quinze minutes à chaque fois.

Bon résultat de cette cure.

Mme M... revient deux ans plus tard (5 juillet 1879).

Elle a eu un nouvel enfant, elle est très anémiée. — Rhumes fréquents, voix très voilée, dysphagie, hyperémie de la muqueuse vestibulaire, pharyngite chronique glanduleuse. Matité sous la clavicule droite avec bronchophonie, respiration bronchique et craquements épais, mouvement fébrile le soir, le catarrhe de l'utérus persiste.

Traitement : gargarismes au Rocher ; la malade ne boit que de l'eau du Rocher pendant vingt-six jours ; elle prend neuf bains au Rocher ; après ces neuf bains, nous lui faisons prendre une série de douches générales à 35°, de six à sept minutes, à César ; injections vaginales avec l'eau du Rocher.

Excellents résultats, confirmés plus tard.

XIII

PHTHISIE AU TROISIÈME DEGRÉ.

SEPTIÈME OBSERVATION. — *Phthisie héréditaire.* — M. P..., 18 ans. Le père et la mère sont morts tuberculeux ; la phthisie a fauché plusieurs oncles, deux tantes, une cousine et une jeune sœur du malade.

Celui-ci nous consulte le 18 juillet 1877. Appétit très faible, sommeil bon, sueurs le matin, pharyngite granuleuse à forme sèche (cette forme se rattache à l'arthritisme ; dans la famille maternelle, on observe la diathèse rhumatismale à un degré intense). Caverne à la partie postérieure du sommet du poumon gauche ; dans la fosse sus-épineuse , sous la clavicule droite et dans la fosse sus-épineuse droite , on perçoit tous les signes d'une autre caverne. Expectoration abondante et purulente. Pas de fièvre.

Nous commençons par donner de l'eau du Rocher en boisson , demi-verre matin et soir , avec un verre d'eau en gargarismes à chaque fois, sans rien ajouter à ce traitement pendant quatre jours ; le 21 au soir, nous trouvons que le malade a un peu plus d'appétit et crache moins ; enhardi, nous lui prescrivons demi-verre d'eau des Œufs deux fois par jour à la place de l'eau du Rocher , et un bain de quinze minutes aux Œufs , suivi d'un péliluve chaud de trois minutes. Il survient de la fièvre : tannate de quinine 1 gramme et extrait d'opium 0 gramme 5 centigrammes le soir, pendant deux jours.

La fièvre tombe , nous reprenons les bains suivis de bain de pieds chaud , pendant quatre jours , puis nous les suspendons tout à fait. En même temps , nous revenons à l'eau du Rocher à l'intérieur, jusqu'au départ du malade ; en même temps, nous le faisons séjourner aux Thermes de César pour qu'il respire les vapeurs faiblement sulfhydriquées de l'établissement.

L'expectoration et le gargouillement diminuent de plus en plus ; au départ , le malade expectore le matin un ou deux crachats muqueux et les cavernes ne laissent plus entendre qu'un souffle amphorique sans râles. Ce jeune homme vit encore.

HUITIÈME OBSERVATION. — *Phthisie héréditaire.* — Le 16 juin 1878 , nous recevons un jeune malade de 21 ans, M. B.... Sa mère est morte phthisique ; deux petites sœurs jumelles ont été emportées par la méningite tuberculeuse à peu d'intervalle l'une de l'autre ; une sœur de 13 ans et un frère de quatorze ans ont succombé sous les coups de la tuberculose ; une sœur aînée, âgée de 23 ans, a des cavernes ; deux sœurs, l'une de 6 ans l'autre de 17, sont actuellement en bonne santé. Notre malade a eu la variole dans son enfance ; il vient de faire son volontariat d'un an, qui l'a beaucoup fatigué. Amaigrissement, fièvre et sueurs nocturnes dans les derniers mois qui précèdent son voyage à Cauterets. A son arrivée, il ne présente pas de fièvre, matité sous les deux clavicules, prononcée à droite, vibrations très fortes de la voix en ce point, respiration bronchique à l'angle interne des omoplates, expectoration épaisse, verte, muco-purulente.

Nous faisons boire à ce jeune homme : le matin de l'eau de la Raillère et de l'eau de Mauhourat en allant graduellement jusqu'à un verre de chaque ; au milieu de la cure nous redescendons graduellement jusqu'à un demi-verre de chaque source. Concurremment, douche à 35°, à jet brisé, de six à huit minutes, aux Œufs, avec jet d'eau très chaude sur les pieds.

Le malade part en meilleur état ; mais il nous revient, l'année suivante, après un hiver rigoureux, avec tous les signes d'une caverne au sommet droit ; à l'angle interne des omoplates, l'évolution tuberculeuse passe de l'état cru à l'état de ramollissement et l'on y entend des craquements fins et secs, avec de la bronchophonie.

Expectoration verdâtre, muco-purulente, appétit faible , digestion pénible, sueurs nocturnes.

Cette fois , la résistance vitale se trouvant diminuée , nous prescrivons l'eau du Rocher en boisson , nous donnons les mêmes douches qu'en 1878 et nous faisons séjourner le malade aux Thermes des heures entières pour qu'il vive dans une atmosphère sulfhydriquée. Bon résultat de ce traitement. Nous faisons alors boire M. B. à la Raillère le matin et au Rocher le soir. Il survient une vomique avec un peu d'exalation sanguine. Suspension de tout traitement pendant quatre jours, ergotine Bonjean combinée avec l'acide gallique et l'extrait d'opium.

Le malade est mieux. Nous revenons à l'eau du Rocher. Il prend des forces , l'état local est meilleur. Nous revenons à l'eau de la Raillère le matin, mais à dose plus faible que la première fois, en donnant le Rocher le soir. Concurremment, douche précédemment prescrite le matin, pédiluve chaud le soir.

Lorsque M. B... part , la caverne est vide et ne laisse plus entendre de râles ; les craquements secs et fins perçus plus bas ont disparu.

NEUVIÈME OBSERVATION. — *Phthisie hémoptisique.* — M. G... , 24 ans. Vient nous voir le 27 août 1880. Hémoptysie abondante en novembre 1879 , bientôt suivie de récidives extrêmement sérieuses, qui mettent le malade en danger de mort. Il passe l'hiver dans un état affreux, l'évolution des tubercules se faisant. Lorsque nous l'examinons, nous trouvons à l'angle interne de l'omoplate droite une respiration bronchique très accentuée, de la bronchophonie, de la matité au sommet et de la matité absolue en bas du poumon droit ; dans ce dernier point existent des adhérences , murmure respiratoire très faible. A gauche, broncho-pectoriloquie le long du bord interne de l'omoplate, avec sonorité exagérée (due à l'excavation) , râles caverneux. Pas de fièvre. Expectoration muco-purulente, abondante le matin.

Le traitement consiste en bains à mi-corps de dix minutes à 36°, suivis d'immersion complète de cinq minutes à 35° et enfin d'un pédiluve chaud de cinq minutes. Séjour dans les Thermes de César. A l'intérieur , eau du Rocher matin et soir, jusqu'au départ. Pourtant, pendant une huitaine de jours , le malade a pris de l'eau de Mauhourat, le soir , à la dose d'un verre.

M. G... part dans une situation bien meilleure. Il revient le 11 août 1881. L'hiver a été bon ; le malade est beaucoup mieux que l'année précédente. Voici ce que nous constatons : submatité aux deux sommets ; craquements fins dans la fosse sus-épineuse droite seulement ; retentissement de la voix dans toute la poitrine ; quelques crachats muqueux, jaunes, le matin, très rares dans la journée.

Cette fois , les forces sont remontées. Nous faisons prendre quatre bains à mi-corps , suivis d'immersion complète et de pédiluve comme en 1880 ; puis remplaçons les bains par des douches aux Néothermes (source César) en les faisant porter d'abord sur la moitié inférieure du corps , puis sur toute la peau, enfin sur les pieds à toute chaleur. A l'intérieur, eau des Œufs le matin, eau du Rocher le soir. Dans les huit derniers jours, nous ajoutons un quart de verre à la Raillère, le matin.

Au moment du départ, l'état local s'est maintenu tel quel, l'état général est on ne peut plus satisfaisant.

En 1882, M. G... revient encore à Cauterets. Après un refroidissement pris pendant l'hiver, il a eu un crachement de sang. A l'angle interne de l'omoplate droite, il y a de la broncho-pectoriloquie et la respiration est un peu amphorique, dans un espace très limité ; le murmure vésiculaire est très atténué dans le sommet du poumon. A gauche, rien de particulier, la guérison s'est maintenue. Deux ou trois crachats muco-purulents le matin.

Douche à mi-corps, de trois minutes à 38°, puis générale de trois minutes, à 35°, enfin chaude, sur les pieds, pendant deux minutes, (pendant toute la durée de la saison). Le matin, le malade boit jusqu'à un verre d'eau du Rocher ; le soir, il prend jusqu'à un verre et demi à Mauhourat.

Au départ, l'état local est meilleur, il n'y a plus de crachats purulents ; l'état général est bon.

Voilà un malade qui se maintient grâce aux procédés d'hydrothérapie révulsive et grâce à l'eau du Rocher. Une eau plus sulfureuse et douée de propriétés toniques lui serait défavorable ; celle du Rocher, qui est toni-sédative, lui convient seule.

DIXIÈME OBSERVATION. — *Phthisie par misère physiologique.* — Voici un malade pauvre, âgé de 52 ans.

M. D... ; crachats sanglants en 1879 ; il vient nous voir à Cauterets, le 28 juillet 1881. Dans les deux sommets, on trouve de la résonnance et des vibrations fortes de la voix, de la submatité et des craquements humides ; l'expectoration est jaune-verdâtre. Appétit assez bon.

Au début, nous donnons l'eau du Rocher seule ; puis l'eau du Rocher le matin, la Raillère le soir. Il survient un peu d'excitation générale, nous revenons au Rocher seul et tout rentre dans l'ordre. Comme traitement externe, douche à mi-corps, de trois minutes, à 40°, puis générale, de quatre minutes, à 35°, enfin, sur les pieds à 44° pendant une minute.

Au départ, le malade est bien et ne crache plus.

Il revient le 10 juillet 1882. Les résultats de sa saison ont été très bons jusqu'en février. A ce moment, il a été pris d'un érysipèle de la face qui l'a beaucoup fatigué et qui a donné lieu à une poussée évolutive des tubercules. Il nous arrive avec une petite caverne au sommet droit et un retentissement assez fort de la voix au sommet gauche ; expectoration muco-purulente.

Nous lui donnons un sirop amer créosoté. En même temps, mêmes douches qu'en 1881, mais au petit appareil. Il boit au Rocher le matin, à Mauhourat le soir. Il arrive graduellement à un verre et demi de chaque source. A la fin, il prend matin et soir l'eau du Rocher.

Au départ, plus de crachats, plus de râles cavernuleux, appétit excellent, état général très bon.

ONZIÈME OBSERVATION. — *Phthisie par surmenage.* — M. G..., 32 ans, tempérament nerveux, a beaucoup travaillé. Depuis trois ans, laryngo-pharyngite chronique. Cet hiver, pleuro-pneumonie du côté droit. Le malade vient à Cauterets le 10 août 1881. Depuis un mois, il tousse beaucoup la nuit, il crache abondamment, son expectoration est jaune, muco-purulente ; il y a des sueurs abondantes tous les matins. Dans tous le côté droit, matité absolue, respiration bronchique, broncho-égophonie et pectoriloquie dans la partie inférieure, broncho-pectoriloquie au sommet, avec souffle bronchique dans le troisième espace intercostal.

Douche aux Œufs, à mi-corps, quatre minutes, à 38°, puis générale, quatre minutes, à 35°, enfin sur les pieds, deux minutes, à 43°, pendant vingt-cinq jours. Le malade gargarise au Rocher et boit, matin et soir, demi-verre, puis un verre de cette eau. Au bout de huit jours, il est mieux, nous lui donnons demi-verre Raillère et Mauhourat le matin, trois-quarts aux Œufs le soir. Après dix jours de ces sources, il survient un peu de stimulation, nous revenons au Rocher seul jusqu'au départ.

Le malade part en parfait état. Il ne reste que du souffle bronchique et des crachats muqueux simples.

Douzième observation. — M. G... 32 ans, nous consulte le 21 juillet 1881. Depuis un an, toux et mouvement fébrile le soir ; râles bronchiques dans les deux sommets. Depuis une quinzaine de jours, il n'y a pas de fièvre ; le médecin de M. G... en profite pour l'envoyer à Cauterets. Extinction de voix, sueurs nocturnes, crachats verts, muco-purulents. A l'angle interne de l'omoplate droite, respiration bronchique très intense, voix broncho-caverneuse, dépression sous la clavicule du même côté, vibrations thoraciques très fortes partout, l'aspect général du malade est mauvais, sommeil bon, appétit assez bon, famille entachée d'herpétisme et d'arthritisme.

Traitement : A l'extérieur, pendant huit jours, le malade prend des bains à mi-corps suivis d'immersion complète, puis de pédiluve chaud ; puis nous remplaçons ces bains par des douches appliquées de la même façon, en trois étapes (à mi-corps, complètes, enfin limitées aux pieds). En même temps, inhalation avec l'eau poudroyée de César, par le procédé dit du Tambour, gargarismes avec l'eau du Rocher. M. G..., boit de l'eau du Rocher, matin et soir, pendant dix jours ; ensuite, il prend de l'eau des Œufs le matin et de l'eau du Rocher le soir, jusqu'à son départ.

Le malade est beaucoup mieux. Excellent hiver à la suite de sa saison. Il nous revient le 26 juillet 1882. Il n'a pas eu d'aphonie depuis l'année précédente, pas de sueurs au lit, appétit et sommeil très bons, pas de fièvre. Au sommet malade, voix et respiration bronchiques, mais dans un point très limité ; deux ou trois crachats muqueux et verdâtres, le matin.

Mêmes douches qu'en 1881, sans les faire précéder par des bains. Mêmes pulvérisations d'eau sulfureuse dans les premières voies respiratoires, pédiluve chaud tous les soirs. Gargarismes au Rocher, le malade boit, matin et soir, au Rocher (les doses montent graduellement jusqu'à un verre et demi).

Excellents résultats : le malade part dans les meilleures conditions ; il ne crache plus du tout ; la respiration est près du type physiologique ; il reste des vibrations thoraciques et un peu de retentissement de la voix.

TREIZIÈME OBSERVATION. — *Phthisie héréditaire.* — Melle B..., 29 ans, nous consulte le 4 septembre 1881. Mère morte tuberculeuse. Plusieurs hémoptysies depuis un an ; fréquentes aphonies accompagnées de douleur inter-scapulaires. Sommet gauche congestionné ; dans le sommet droit, caverne avec tous les signes classiques, gargouillement prononcé. Expectoration purulente, peu d'appétit, sommeil assez mauvais, toux modérée, menstrues régulières, mais peu abondantes ; un peu de leucorrhée du col utérin (granuleux).

Bains à mi-corps, de cinq minutes, à 38°, suivis d'un pédiluve chaud de cinq minutes. Au bout de huit jours, nous alternons ces bains avec des douches à César, à mi-corps, deux minutes, à 39°, puis générales, cinq minutes, à 35°, terminées par un court jet chaud sur les pieds ; à la fin, nous gardons les douches seules, tous les jours.

En même temps, inhalations avec l'eau poudroyée finement, à César, gargarismes au Rocher, matin et soir ; Mlle B... boit à cette source, pendant quinze jours, un verre matin et soir ; à la fin du traitement, elle boit au Rocher le matin et à Mauhourat le soir.

Elle tiré un grand profit de sa saison. Elle nous revient le 7 juin 1882. Elle a passé très bien l'automne et le commencement de l'hiver. Au milieu de janvier, elle a eu quelques crachats sanglants , puis le calme s'est rétabli. Au milieu d'avril, toux quinteuse le matin, avec expectoration muqueuse jaunâtre ; pas de sueurs nocturnes, pas de fièvre ; la caverne du sommet droit ne présente aucun râle. Au sommet gauche , il existe quelques craquements rares dans l'expiration avec retentissement de la voix et respiration rude. Il y a en ce point un tra-travail de fonte qui cause la toux et les crachements.

Même traitement externe qu'en 1881 , mêmes inhalations, mêmes gargarismes. A l'intérieur, eau du Rocher, matin et soir, à la dose de deux verres et demi. Au bout de dix jours, la malade est mieux ; elle est plus forte , il n'y a plus de craquements à gauche. Nous pensons qu'elle peut faire un traitement interne plus actif : alors Raillère le matin , à deux verres , Rocher le soir , à deux verres également.

Nous faisons revenir la malade en septembre. Elle suit le même traitement , sauf en un point, c'est qu'elle boit moitié moins à chaque prise qu'au mois de juin.

Le résultat de ces deux cures en une seule saison a été parfait.

QUATORZIÈME OBSERVATION. — *Phthisie scrofuleuse avec usure physiologique.* — M. M..., 41 ans. Arrivé à Cauterets le 12 juin 1882. Ce malade, ancien gendarme , colon de Kabylie depuis douze ans , a eu longtemps les fièvres paludéennes. Il déclare qu'il se sent gêné de la poitrine depuis plusieurs années. Pas d'hémoptysies ; sueurs nocturnes , toux fréquente la nuit , sommeil interrompu , expectoration purulente , abondante.

Submatité sous la clavicule gauche, respiration bronchique dans la fosse sus-épineuse du même côté. A droite, matité, respiration caverneuse accompagnée de grosses bulles, pectoriloquie. Carie de l'apophyse mastoïde gauche et perforation du tympan.

Douches à mi-corps, de six à sept minutes à 37°. Au bout de quelques jours, cette demi-douche réduite à trois minutes, est suivie de douche complète de 3 minutes également, à 35°, et se termine par un jet très chaud sur les pieds, inhalation au tambour avec eau de César, injections avec l'eau du Rocher et plus tard de la Raillère dans l'oreille malade. Du 12 au 21 juillet, le malade se gargarise et boit au Rocher, matin et soir. Arrivé à trois-quart de verre deux fois par jour, il a repris des forces et son état local s'améliore ; nous lui faisons boire alors le Rocher le matin (demi-verre), quart de verre à la Raillère et trois-quart à Mauhourat le soir ; quatre jours plus tard, il boit demi-verre de Raillère et de Mauhourat, matin et soir, jusqu'à son départ.

Comme on le voit, le Rocher nous a en quelque sorte servi de pierre de touche et d'échelon ; puis le malade ayant acquis une résistance vitale plus grande, nous avons donné la Raillère, balancée par l'eau diurétique de Mauhourat.

Au départ, la caverne était vidée et ne sécrétait plus que du mucus en petite quantité. Il n'y restait aucune bulle humide.

QUINZIÈME OBSERVATION. — *Phthisie arthritique.* — M. O..., 33 ans, ce malade, arrivé le 12 juin 1881, nous dit qu'il est issu de parents goutteux dans la ligne maternelle. Laryngo-bronchite depuis une dixaine de mois. Dans les deux derniers mois qui viennent de s'écouler, il s'est présenté des sueurs nocturnes fatigantes, qui ont cédé au sulfate d'atropine ; laryngo-pharyngite chronique avec enrouements fréquents. A droite, submatité sous l'extrémité interne de la clavicule ; respiration plus faible dans ce côté qu'à gauche. Respiration bronchique dans les deux sommets, bronchophonie dans la fosse sus-épineuse gauche, broncho-pectoriloquie légère dans la droite, fortes quintes de toux la nuit, une dizaine de crachats muco-purulents le matin, expectoration rare dans la journée.

Humage modéré aux Néothermes pendant 12 jours, bains à mi-corps, puis entiers, terminés par un pédiluve chaud ; au bout de dix jours, douches à mi-corps aux Espagnols, avec une pomme d'arrosoir, pendant cinq minutes, à 36°, terminées par un jet chaud sur les pieds, séjour aux thermes, plusieurs heures par jour. De l'arrivée au départ, M. O..., gargarise et boit le matin au Rocher (un verre). Le soir, il boit à Mauhourat pendant la première moitié de sa cure ; dans la seconde, nous lui prescrivons demi-verre de Raillère et Mauhourat.

Il est bien mieux au départ. La première partie de l'hiver se passe bien ; mais, dans la seconde, survient un refroidissement, suivi d'une bronchite accidentelle. M. O..., vient nous revoir le 19 juin 1882. Il n'accuse plus de sueurs nocturnes. La bronchite a fait évoluer les tubercules : il existe de la broncho-pectoriloquie dans les deux sommets, en arrière ; sous la clavicule gauche, grande caverne présentant des bulles discrètes ; pharyngite sub-aiguë, voix éraillée ; mouvement pyrétique le soir, pâleur des tissus.

Nous donnons au malade des douches de petit appareil à César, à mi-corps, deux minutes, à 37°, puis complètes, quatre minutes, à 35°, pendant vingt-trois jours. Inhalation avec eau de César poudroyée au tambour, pendant douze jours. Du 19 au 27 juin, le malade gargarise au Rocher, il boit demi-verre, puis trois-quarts de verre de cette eau matin et soir. Du 26 juin au 1er juillet, il boit le matin trois-quarts au Rocher, le soir un-quart Raillère et trois-quarts Mauhourat ; du 1er juillet au départ, demi-verre aux trois sources. Avec cette gradation, nous arrivons à améliorer la situation du malade, au point qu'en partant, il n'existe plus aucune bulle dans sa caverne et que la broncho-pectoriloquie a disparu des fosses sus-épineuses. Bien entendu, la voix, est caverneuse sous la clavicule gauche, mais la caverne ne sécrète plus que du mucus, ainsi que le prouvent d'ailleurs les crachats.

SEIZIÈME OBSERVATION. — *Phthisie scrofuleuse.* — M. T..., 17 ans, première consultation le 4 août 1881. En janvier 1881, pleurésie avec épanchement dans le côté droit ; en avril, hémoptysie peu abondante. Nous constatons : matité dans tout le côté droit, avec bronchophonie et respiration fortement bronchique sous la clavicule, broncho-pectoriloquie et respiration amphorique à l'angle interne de l'omoplate. Expectoration jaune verdâtre, muco-purulente, léger gargouillement dans la caverne pendant la toux. Pas de sueurs nocturnes, éphidrose des pieds, laryngo-pharyngite glanduleuse.

Nous commençons par donner huit bains à César, à mi-corps, de dix minutes, à 38°, suivis d'immersion complète de dix minutes, à 35°, tous les matins. Après un laps de temps d'une semaine, nous cessons parce que les bains donnent de la suffocation au malade ; dans la seconde partie de la cure, nous donnons des inhalations d'eau de César finement poudroyée au tambour. Concurremment à ces soins, nous donnons pendant toute la saison un bain de pied chaud de cinq minutes, le soir. M. T... gargarise et boit au Rocher pendant vingt-cinq jours. En ce qui concerne l'eau ingérée dans l'estomac, il commence par un demi-verrre matin et soir, puis il monte graduellement jusqu'à un verre et demi à chaque fois ; vers les deux tiers de la cure, nous le faisous descendre graduellement jusqu'à demi-verre matin et soir.

Ce traitement amène des résultats surprenants par la rapidité avec laquelle ils se présentent.

Assez bon hiver. M. T... revient le 29 juillet 1882. Au printemps, il s'est fatigué et les tubercules ont évolué. Matité au sommet droit, retentissement de la voix et respiration bronchique sous la clavicule ; dans les fosses sus et sous-épineuses du même côté, respiration broncho-caverneuse, sans râles ; sous la pointe de l'omoplate droite, on entend un craquement humide dans chaque mouvement d'expiration. C'est dans ce point que se passe le mouvement d'évolution, c'est de là que partent les crachats verdâtres, non purulents, qu'expulse le malade dans la matinée et dans le jour. A gauche, respiration puérile et retentissement de la voix.

Du 29 juillet au 8 août, bain à César, à mi-corps, dix minutes, à 37°, suivis de bain complet, de dix minutes, à 35°, puis de pédiluve chaud. Après cette série de bains, nous donnons jusqu'au départ une douche brisée, à mi-corps, de quatre minutes, à 36°, suivie d'une douche complète de trois minutes, à 35°, et plus tard d'un jet chaud sur les pieds. Le malade gargarise et boit au Rocher matin et soir, du 29 juillet au 8 août ; à partir de cette date, il boit le matin un verre d'eau du Rocher et le soir un verre de Mauhourat ; nous lui faisons ensuite augmenter les doses jusqu'à un verre et demi de chaque source.

Le malade part ne crachant plus ; les bulles de la pointe scapulaire droite ont disparu, la respiration est beaucoup moins bronchique dans ce point ; le malade a repris des forces.

NOTA

Nous pourrions multiplier les observations relatives au traitement interne de la phthisie par l'eau du Rocher, mais nous croyons inutile de prolonger une démonstration qui consisterait à répéter indéfiniment des faits identiques. Pour nous , l'eau du Rocher ne guérit pas la phthisie ; mais , dans des limites précises et bien déterminées , elle est nettement indiquée pour le traitement de cette affection et elle procure aux malades, conjointement avec la médication hydrothérapique externe , un soulagement et une amélioration que les autres sources ne sauraient fournir ; parfois même , elle enraye la fonte des tubercules et rend aux tissus, dans lesquels ils sont incrustés , leur perméabilité première. Autrement dit , l'eau du Rocher , comme toutes les eaux et comme tous les médicaments spéciaux , arrête la consomption pulmonaire sans faire disparaître le tubercule et elle immobilise ce produit. A ce titre , elle est précieuse au médecin et au malade et elle a sa place marquée dans l'arsenal thérapeutique pour le traitement de la phthisie à tous ses degrés.

TABLE DES MATIÈRES

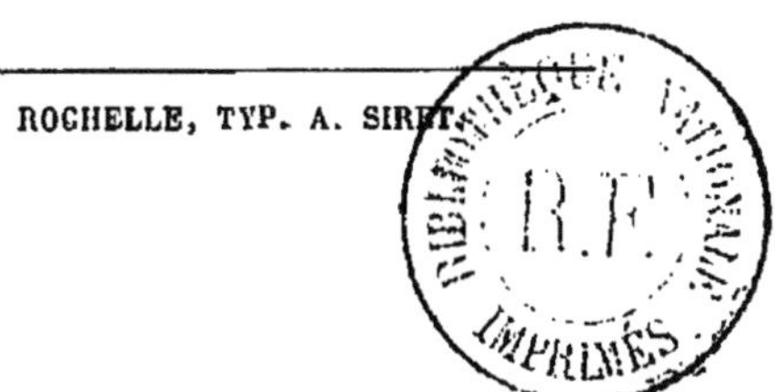

LA ROCHELLE, TYP. A. SIRET

9 782019 297534